CONTRIBUTION A L'ÉTUDE

DE LA

CONTAGION DE LA DYSENTERIE

PAR

LE Dʳ LEMOINE

Médecin-Major de 2ᵉ classe, Répétiteur à l'École du Service de Santé militaire.

Mémoire présenté à la Société des Sciences médicales.

LYON

ASSOCIATION TYPOGRAPHIQUE

F. PLAN. RUE DE LA BARRE, 12.

1889

CONTRIBUTION A L'ÉTUDE

DE LA

CONTAGION DE LA DYSENTERIE

PAR

LE Dr LEMOINE

Médecin-Major de 2ᵉ classe, Répétiteur à l'École du Service de Santé militaire.

Mémoire présenté à la Société des Sciences médicales.

LYON

ASSOCIATION TYPOGRAPHIQUE

F. PLAN, RUE DE LA BARRE, 12.

1889

CONTRIBUTION A L'ÉTUDE

CONTAGION DE LA DYSENTERIE

La contagion de la dysenterie, niée par les uns, admise par les autres, n'est pas encore aujourd'hui entrée dans le domaine des idées courantes.

A côté d'auteurs la niant d'une façon absolue, s'en trouvent d'autres qui n'accordent à cette maladie qu'un caractère contagieux minime, caractère ne s'affirmant que dans certaines circonstances particulières.

Il faut bien le reconnaître, cependant, les progrès de la science en venant chaque jour affirmer le rôle prépondérant des micro-organismes dans la genèse des maladies infectieuses et contagieuses, habituent chaque jour aussi nos esprits à voir dans la propagation des maladies épidémiques autre chose que le résultat de circonstances extérieures communes à un grand nombre de ces affections.

« Tous les raisonnements de l'ancienne école, dit avec juste raison le savant épidémiologiste M. l'Inspecteur Colin, ne peuvent prévaloir contre l'extension de plus en plus large et de plus en plus légitime donnée au terme contagion, qui signifie aujourd'hui la transmission d'une maladie d'un organisme à un autre organisme, quel que soit le mode de transmission. »

« Point n'est besoin d'un contact de l'homme sain avec l'homme malade. Les milieux qui nous entourent, air, sol, aliments, eau de boisson, peuvent être les véhicules des agents de contagion. »

C'est, entendu de cette manière, que le terme contagion s'applique à la dysenterie, et nous allons voir que les défenseurs de la doctrine opposée, dans les faits qu'ils ont rapportés, n'étaient pas si éloignés qu'on pourrait le croire de l'idée de contagion.

Entre ceux-ci et les contagionnistes n'existe souvent qu'une différence d'interprétation.

Les faits particuliers qui nous ont attiré vers cette étude viendront ensuite donner un nouvel appui à la doctrine professée par ces derniers auteurs en mettant en lumière un mode de contamination particulier qui nous a paru devoir être invoqué dans un grand nombre de cas, et principalement dans la production des cas intérieurs dans les hôpitaux.

C'est une remarque importante à faire en lisant les divers traités ou mémoires écrits sur la dysenterie, que ces réserves faites presque constamment par les anticontagionnistes à l'égard des faits de propagation de cette affection, soit dans les villes jusque-là indemnes, soit dans les hôpitaux, soit en toute autre circonstance, faits venant démontrer pourtant péremptoirement la nature contagieuse de la dysenterie.

Ces faits, en effet, ne se sont produits, disent-ils, que dans des circonstances particulières, parmi lesquelles nous voyons toujours relaté le rôle de l'encombrement, de la mauvaise aération, de la malpropreté, ou bien encore le rôle d'un caractère infectieux spécial venant se surajouter aux caractères propres de la maladie.

Catel et Annesley, qui ont observé au Bengale pendant vingt-cinq ans, n'ont jamais vu la dysenterie contagieuse ; ce dernier néanmoins la considère comme telle, dans les cas d'encombrement de malades, de défaut de ventilation et de propreté ; mais il ajoute aussitôt que c'est seulement un exemple de l'activité d'une des causes qu'il est convaincu être une des plus puissantes dans la production de cette maladie, c'est-à-dire des émanations putrides animales suspendues dans une atmosphère chaude et humide. Cet auteur ne croit pas, on le voit, à la spécificité de cette contagion ; cependant il a vu des cas de propagation de la maladie.

— 5 —

Il en est de même chez un grand nombre d'autres écrivains. Zimmermann (1), rangé cependant en général parmi
les contagionnistes, n'admet la contagion que dans quelques
circonstances particulières, dans les hôpitaux encombrés,
malpropres, et lorsque la maladie a un caractère pestilentiel. Elle est donc accidentelle, ajoute-t-il, et ne saurait être
considérée comme la principale source de la production de
cette affection.

Pinel (2) pense que pour que la dysenterie devienne contagieuse, il faut des circonstances particulières, comme sa
complication avec une fièvre adynamique.

Annesley avait aussi émis cette opinion, et nous la retrouvons de nouveau exprimée dans l'article DYSENTERIE, où
M. Colin (3) considère le typhus comme étant la cause de
sa contagiosité.

Chomel, Blache, Andral ne la considèrent pas comme contagieuse à l'état sporadique.

Cambay (4), après avoir passé en revue les idées émises
successivement sur la contagion dans la dysenterie, dit lui-
même ne pas croire non plus à la contagion.

« Il a soigné des dysentériques, a respiré *totis naribus*,
comme dit Stoll, les émanations qui se dégagent des selles,
ainsi que celles des corps des malades, sans être atteint. Les
pantalons des malades, les chaises qui leur avaient servi
n'avaient été ni lavées ni purifiées, parce que les circonstances de la guerre ne le permettaient pas, et cependant les
voisins des malades n'étaient pas atteints ; mais, dit-il, il
faut reconnaître que dans des cas rares, des malades en traitement dans la salle pour une autre affection ont été atteints
de dysenterie. Mais cette circonstance se présentait dans les
coins des salles, où l'air se renouvelait difficilement et n'atteignait pas ordinairement les voisins les plus proches, ou
bien on ne l'observait que pendant l'hiver, lorsque le froid

(1) Zimmerman : *De la dysenterie*, p. 26.
(2) Pinel : *Nosol. phil.*, vol. II, p. 395.
(3) Dictionnaire encyclopédique des sciences médicales.
(4) Traité de la dysenterie.

portait les infirmiers et les malades à tenir les portes et les
fenêtres fermées, surtout pendant les longues nuits d'hiver...;
de sorte que nous avons été porté à reconnaître que la dysenterie avait été causée par l'infection, aidée d'une prédisposi-
tion particulière et non par la contagion. »

Le professeur Laveran (1), citant l'opinion de son père,
dit en effet que la dysenterie n'est pas contagieuse; « mais,
ajoute-t-il, qu'un campement soit infecté par les selles de
nombreux dysentériques, que l'air, le sol, les eaux potables
soient souillées par ces produits, la dysenterie pourra prendre une extension épidémique. »

« Des salles d'hôpital encombrées de blessés et de dysentériques l'infectent de telle sorte qu'un individu sain ne
peut plus y séjourner sans être pris de coliques vives et de
dysenterie. »

Alors que l'idée de contagion impliquait le contact immé-
diat du malade, alors que la spécificité de la dysenterie était
encore discutée, il ne pouvait être question en effet de re-
garder cette affection comme contagieuse.

Dans son Traité récent, M. Bérenger-Féraud (2) nie encore
la contagion, et on a pu voir l'année dernière, lors d'une
communication de M. Cornil à la tribune de l'Académie sur
le microbe de la dysenterie, que la contagion de cette affection était encore discutée.

Comme on peut le voir cependant par les différentes cita-
tions qui précèdent, la contagion n'est jamais niée d'une
façon absolue, ou du moins lorsqu'elle l'est dans les termes,
elle ne l'est pas en fait; il est facile de constater dans les
écrits mêmes de ces auteurs, que par exemple la production
de cas intérieurs dans les hôpitaux ne leur a pas échappé,
mais dans des circonstances telles que la maladie leur a paru
être plutôt le résultat d'une infection du milieu que celui de
la contagion.

Il n'y a donc ici au fond qu'une erreur dans la significa-

(1) Traité des maladies épidémiques.
(2) Traité de la dysenterie.

tion des termes infection et contagion, qu'on a voulu opposer l'un à l'autre, tandis qu'ils se complètent l'un l'autre, pour ne pas dire qu'ils sont identiques dans le sens où les prenaient leurs auteurs.

« On a voulu en effet, comme le remarque M. l'Inspecteur Colin, différencier le mode de contamination par l'air des autres modes contagieux en réservant le nom d'infection à l'action pathogénique de l'atmosphère chargée de germes contagieux, comme si cette action différait de celle de tout autre intermédiaire imprégné de ces germes. »

La molécule contagieuse de la fièvre typhoïde changerait-elle de nature suivant qu'elle est disséminée dans l'air, adhérente à des vêtements, suspendue dans l'eau de boisson ; cette contagion atmosphérique n'est-elle pas identique à la contagion manuelle ?

Les faits apportés par les partisans de la contagion, et en particulier ceux qui font l'objet de ce travail, feront ressortir mieux que tous les raisonnements l'évidence de la contagion et un mode de propagation de cette affection que nous croyons être un des modes fréquents d'extension de la maladie, c'est-à-dire la propagation par les selles dysentériques, et plus particulièrement par le contact des molécules chargées de germes dysentériques avec une partie qui semble plus apte que toute autre à recevoir ce germe. Je veux parler du gros intestin.

Et si nous avons insisté précédemment sur ces circonstances particulières que les anticontagionnistes mettent en avant pour expliquer l'infection ultérieure et la production de cas intérieurs, c'est que précisément dans les cas qui nous sont personnels, nous nous sommes attachés à démontrer que la contagion avait eu lieu sans le concours de ces circonstances, et que par conséquent celles-ci doivent recevoir une autre interprétation plus en rapport avec le véritable mode de la contagion dysentérique, ces circonstances ne venant pas créer de toutes pièces un milieu dysentérique, cependant circonstances venant favoriser soit le transport des germes infectieux, soit la multiplication des contacts des organismes sains avec eux.

En regard des opinions formulées plus haut nous n'avons point l'intention de rapporter ici tous les faits qui viennent parler en faveur de la contagion, faits rapportés par tous les auteurs qui ont écrit sur la dysenterie, faits qui, d'après Cambay lui-même, paraissent concluants. Ceux de Pringle, Degner, Lodibert, Tissot, Latour et Lachèze, Trouneau et Parmentier, le mémoire de Gaultier de Claubry, à l'Académie de médecine, en 1812, le rapport de 1865 sur les épidémies fait à l'Académie par Bergeron, emportent la conviction ; enfin, récemment, le rôle important dela contagion dans la dysenterie a été mis en lumière d'une façon décisive dans les pages qui lui ont été consacrées par nos maîtres, MM. Kelsch et Kiener (1) dans leur récent Traité des maladies des pays chauds, où une accumulation de faits cités et soigneusement analysés viennent confirmer l'importance de ce rôle. Pour eux, en effet, la chaleur et l'insuffisance alimentaire sont bien de puissants facteurs étiologiques, mais ne peuvent être considerés comme des causes pathogénétiques de la dysenterie.

La maladie doit son développement et sa propagation à la contagion ou à l'infection, et la contagion est une des propriétés importantes de la maladie, qui nous révèle l'individualité et la spécificité de l'agent qui la produit.

Les recherches plus récentes de MM. Chantemesse et Widal (2), par la détermination de la cause première de la maladie, par la découverte du bacille spécifique, viennent confirmer ce que l'observation avait fait pressentir, et permettront dorénavant d'entrer plus avant dans l'étude de l'affection.

La contagion semble donc depuis peu avoir regagné du terrain et devoir être une des propriétés importantes de la dysenterie.

---

(1) Maladies des pays chauds; région prétropicale.
(2) *Bull. de l'Acad. de méd.*, 1888, t. XIX, p. 522.

Mais si les témoignages précis rassemblés par MM. Kelsch et Kiener établissent le fait de la contagion dans les épidémies de guerre, dans les épidémies rurales, sous les tropiques comme dans les climats tempérés, il n'en est pas moins vrai qu'on n'observe que rarement dans les hôpitaux des cas intérieurs.

C'est de la rareté de ces faits, voire même de leur négation, qu'on est arrivé à refuser à la dysenterie tout caractère contagieux, comme on a nié longtemps, et comme on nie encore la contagion de la fièvre typhoïde, que la publication de cas intérieurs authentiques et bien observés, contribue tous les jours à lui rendre.

C'est, en effet, dans des salles d'hôpital, sur un théâtre restreint qu'il est plus facile d'apporter à cette thèse de la contagion des faits précis à l'appui ; de même qu'il est plus facile dans les petites villes, dans les villages de suivre pas à pas certaines affections que leur marche à travers une population restreinte, visitée en général par un même médecin, a fait reconnaître comme épidémique et contagieuse.

Ce sont des faits observés dans une salle d'hôpital, qui ont frappé d'abord notre attention lors de notre séjour en Algérie, où nous eûmes à soigner 103 dysentériques, dont la plupart revenaient du Tonkin ; ce sont ces faits qu'il nous a été permis d'observer de nouveau et d'étudier à l'Hôtel-Dieu de Lyon, où M. Roque, professeur agrégé à la Faculté, remplaçant M. Bondet lors de l'épidémie de dysenterie que nous venons de traverser, a eu l'amabilité de nous permettre de puiser de nouvelles observations.

Nous exposerons d'abord les faits qui nous sont personnels, et nous ferons voir ensuite que ces faits déjà remarqués en plus grand nombre qu'on ne le pense, peuvent nous servir à expliquer, et le mode contagieux et la rareté de la contagion.

Cinq cas intérieurs ont été observés par nous, dont deux à l'hôpital militaire d'Oran, et trois à l'Hôtel-Dieu de Lyon.

Les objections faites par les anticontagionnistes et l'idée mise en avant de l'infection du milieu comme cause de ces cas intérieurs, nous font un devoir de relater en détail toutes les moindres circonstances qui ont accompagné la production de ces cas.

Le premier cas observé à l'hôpital militaire d'Oran est survenu chez un convalescent de fièvre typhoïde.

Cet homme, le nommé de B..., détenu à la prison militaire, était entré dans la salle réservée spécialement aux prisonniers, le 13 juillet 1888, pour fièvre typhoïde légère. Depuis trois jours la fièvre était complètement tombée et l'état général était bon, quand, le 3 août, au matin, cet homme accuse des coliques intenses, du ténesme anal, des selles excessivement fréquentes, peu abondantes, consistant en mucus sanguinolent ; enfin, bref, tous les caractères d'une dysenterie aiguë. Or, d'après des recherches minutieuses, nous apprîmes que l'avant-veille, l'infirmier n'ayant pas le vase à proximité, avait passé à ce malade la chaise d'un dysentérique couché en face de lui. Or, à ce moment, il n'y avait que 4 dysentériques dans une salle de 45 lits.

Le nombre des malades, 32, était ce qu'il était en tout temps à cette même période de l'année.

La salle affectée aux détenus ne présente, d'autre part, aucun caractère d'infériorité au point de vue de l'hygiène ; donnant sur la mer par une de ses façades, dotée de fenêtres opposées permettant une large ventilation, bien éclairée, elle ne présente ni coin obscur, ni aucune autre condition favorable à la production d'un milieu infectieux. Enfin, la chaleur forte, en général, à cette époque de l'année, n'était pas excessive.

Au dire même des habitants, la température était moins élevée que les autres années ; on sait, du reste, que l'été de 1888 a été remarquable par l'absence complète de chaleur en France.

Il n'y avait point non plus d'autres épidémies régnantes à ce moment. Le cas de fièvre typhoïde signalé était unique alors dans la salle.

Le second cas est celui d'un nommé G... (Adolphe), soldat au 12e régiment d'artillerie, entré le 18 mai pour fièvre intermittente, quand il fut pris de dysenterie aiguë le 10 juin, un jour après s'être assis sur le vase d'un voisin atteint d'une poussée aiguë de dysenterie. La salle où était G... ne présentait pas plus que l'autre aucune mauvaise condition hygiénique. Au moment où il prenait la dysenterie, le bataillon du 2ᵉ zouaves, de retour du Tonkin depuis quelques jours, commençait à nous envoyer quelques dysentériques, et il n'y avait alors que 6 dysentériques dans une salle de 36 lits.

Quant aux 3 cas observés à l'Hôtel-Dieu de Lyon, ils se sont produits dans des conditions absolument identiques et dans un court espace de temps.

2 ont été observés dans la salle Saint-Augustin, et 1 à la salle Saint-Roch.

A ce moment, l'épidémie qui venait de sévir sur la caserne de la Part-Dieu s'était étendue en ville, et surtout aux environs de ce quartier; quelques malades étaient entrés à l'Hôtel-Dieu pour dysenterie, 4 seulement étaient en traitement dans la salle Saint-Augustin, 3 dans la salle Saint-Roch. Je ne m'arrêterai pas à l'origine, présentant cependant des particularités assez curieuses, au point de vue étiologique, et principalement au point de vue de l'infection par l'eau de boisson des dysentériques venus du dehors, mais je citerai, en quelques mots, l'histoire des malades contagionnés à l'intérieur de la salle.

Ph..., lit 25, atteint de syringomyélie, entré pour cette affection le 26 juin, est pris brusquement, dans la nuit du 20 au 21 juillet, de symptômes dysentériques.

Or, pendant la nuit du 19 au 20, pour éviter d'aller aux cabinets, il s'était servi du vase du nᵒ 27, et y était resté assez longtemps.

Le nᵒ 27 était entré, pour dysenterie, le 17 juillet. B...., lit 4, entré pour sciatique le 4 juillet, sorti le 25 juillet, rentré le 27 juillet pour dysenterie. Le malade, aussitôt sa sortie, sans s'arrêter à Lyon, est parti pour Pérouge, petit village à quelques kilomètres de la ville, et complètement indemne de dysenterie à cette époque.

C'est dans la nuit du 25 au 26 que B... a été pris des symptômes dysentériques.

Or, B... avait été à la selle le 23 juillet dans la nuit sur la chaise du n° 2, atteint de fièvre typhoïde, il est vrai ; mais dans la chaise de celui-ci avait été vidé, le soir, le vase du n° 29, atteint de dysenterie aiguë, et qui était entré le 19 juillet.

Ce cas est particulièrement intéressant en ce sens qu'il démontre combien l'enquête doit être minutieuse quand il s'agit d'arriver à des faits précis, et combien il est important de la pousser aussi loin que possible. Ici une première enquête nous avait dérouté.

Au n° 1 de la salle Saint-Roch était une femme atteinte de paraplégie hystérique, et pour cette cause ayant à côté de son lit une chaise qui lui était exclusivement réservée.

Dans la nuit du 28 au 29 juillet, cette femme était prise des premiers symptômes d'une dysenterie aiguë ; une nuit auparavant, le vase du numéro 3 atteint de dysenterie avait été vidé dans la chaise du n° 1.

Peut-on dire en face de ces trois cas intérieurs qu'il y avait à ce moment accumulation de dysentériques dans les salles.

Non, puisque, nous l'avons vu, leur nombre était fort restreint, 4 à Saint-Augustin et 3 à Saint-Roch.

Peut-on arguer avec plus de raison de la mauvaise ventilation des salles, de l'encombrement ? pas davantage.

Les 47 lits de l'une et les 17 de l'autre sont constamment occupés toute l'année ; les salles sont élevées, ont un cubage d'air assez considérable, et nous n'avons pu saisir au moment de la production de ces cas intérieurs rien d'anormal qui mérite d'attirer l'attention.

Les cas ne se sont pas produits dans des lits moins bien aérés, moins bien éclairés que d'autres.

Ces lits n'étaient pas situés près des latrines. Ils n'étaient pas non plus situés près des lits affectés aux dysentériques.

Aucune autre épidémie ne régnait à Lyon à ce moment.

Il est d'autre part difficile de ne voir qu'une simple coïncidence dans ce fait d'un séjour plus ou moins prolongé sur un vase contenant des matières dysentériques, séjour ayant précédé au plus de 48 heures l'éclosion de l'affection spécifique ; il est difficile de ne pas y voir, au contraire, une relation de cause à effet.

Remarquons encore que deux de ces cinq cas intérieurs ont eu pour sujet des individus atteints d'affection nerveuse, ayant pour conséquence la production d'une certaine paresse de l'intestin, d'un certain degré de constipation, conditions qui ont nécessité un plus long séjour sur le vase souillé.

Chez un autre de ces malades l'état de réceptivité de la muqueuse intestinale semble devoir être regardé comme ayant été renforcé par quelques lésions probables résultant du passage fréquent des selles à travers l'orifice anal ; nous voulons parler de l'homme convalescent de fièvre typhoïde et qui eut une diarrhée intense pendant tout le cours de son affection.

Nous nous trouvons toujours en face de ce facteur important, l'état de réceptivité morbide, avec lequel on doit toujours compter quand il s'agit des maladies infectieuses.

Nous avons voulu, après avoir été spectateurs de ces quelques faits, rechercher des observations semblables ; nous n'en avons point trouvé de détaillées, mais il nous a été permis dans le cours de ces recherches de relever un grand nombre de faits similaires relatés avec cette mention de contagion par les chaises. Partout, il n'y a point de doute à ce sujet, ce sont les déjections dysentériques qui sont incriminées, soit comme source de l'infection, soit comme source de la contagion.

Tous les auteurs voient dans les matières rendues par les malades le lieu d'origine et de régénération de l'agent contagieux.

Enfin, plusieurs, serrant la question de plus près, ont remarqué que les chaises percées semblaient avoir été la cause de cette contagion, ayant eu l'occasion de constater à diverses reprises que le malade s'était assis antérieurement à l'éclosion de la dysenterie sur une chaise, en service auprès d'un dysentérique voisin ou peu éloigné.

Nous trouvons une mention spéciale de ce genre de contagion dans la thèse de M. Sabatier, où, parmi les cas avérés de contagion de la dysenterie qu'il cite à l'appui de son opinion, il note deux fois ce fait que le malade atteint s'était assis, à plusieurs reprises, sur la chaise d'un voisin en proie à la dysenterie.

Mais il ne fait cette remarque qu'en passant, sans sembler y attacher une grande importance, car plus loin, résumant les différents faits rapportés par lui, il paraît enclin à expliquer la contagion dysentérique par la respiration d'émanations s'échappant des selles.

Le professeur Nielly, partisan de la contagion de la dysenterie, cite le passage suivant de la thèse de M. Huguet : « J'ai la conviction, dit ce dernier, que c'est par les émanations des matières que s'exerçait la contagion. Je base mon opinion sur ce que les rechutes avaient lieu en général sur les hommes voisins les uns des autres, qu'il a suffi plus d'une fois à des malades traités pour une autre affection de se servir, malgré ma défense, des chaises percées destinées aux dysentériques pour être atteints eux-mêmes (1). »

Pareils faits de contagion sont relatés par le docteur Seeger (2) dans l'observation d'une épidémie de dysenterie ayant régné en 1852 sur une petite ville de Wurtemberg, et par Bergmann et Husemann (3). Pour ces derniers auteurs, la maladie se propage par les vases pour les cas intérieurs, ou par un contact détourné.

Pécholier rapporte l'observation d'un malade contractant la dysenterie dans les salles de l'Hôtel-Dieu, Saint-Éloi, en se servant pour prendre un lavement d'une canule ayant servi aux dysentériques, et en se plaçant pour le rendre sur une chaise qui servait à recevoir les déjections des mêmes malades.

(1) Traité de pathologie exotique.
(2) *Wurtemb. Corr. Bl.*, t. 42, 1872.
(3) *Mon. Blat. und. Statistik n. off. Gesundh*, 1871.

Pécholier ajoute que trois cas au moins se produisirent dans des conditions analogues, et qu'il n'en survint plus lorsqu'il eut pris des mesures rigoureuses pour restreindre aux dysentériques seuls l'usage des instruments qui leur étaient affectés.

On peut ranger aussi dans ce mode de contagion tous ces cas dans lesquels les latrines ont été incriminées, et nous en trouvons les exemples dans les rapports fournis sur un grand nombre d'épidémies, épidémies militaires principalement. On trouve à chaque instant, en lisant ces différentes publications, l'influence des latrines signalée. A la caserne de Joigny, par exemple, M. Aron rapporte qu'au moment où a éclaté une épidémie de dysenterie, les fosses d'aisances, mal aérées, n'avaient pas été curées depuis longtemps, et que l'épidémie commença à décliner après que l'usage de ces fosses eût été interdit. Le fait suivant, emprunté à l'ouvrage de MM. Kelsch et Kiener, prouve d'une manière péremptoire cette influence. Il s'agit de l'origine d'une épidémie de dysenterie survenue au camp de Châlons, et dont M. Czernicki a rapporté l'histoire.

« Les fermes de Vadenay et de Piémont, situées à 4 kilomètres l'une de l'autre dans l'emplacement du camp de Châlons, avaient été occupées, dès le mois de juillet, par le 4e régiment de hussards, qui eut quelques cas de dysenterie, et au mois d'août par le 1er régiment de cuirassiers, chez lequel se déclara une épidémie de dysenterie assez sévère.

« Le 8e régiment de dragons vint occuper ces deux fermes les 26 et 27 août. Il y trouva des tranchées de 5 mètres de long sur 2 mètres de large ayant servi de fosses d'aisances à ses prédécesseurs et ainsi remplies de matière fécale. La dysenterie se déclara chez les dragons sept jours après leur arrivée dans les deux fermes, et l'épidémie atteignit en peu de jours son apogée. Elle diminua rapidement lorsqu'on eut recouvert de terre ces fosses, et disparut dès que l'on eut quitté les fermes infectées. Les réservistes, qui arrivèrent au camp après que les fosses eurent été en partie comblées, et qui n'y restèrent que trois jours, furent préservées. » On ne peut voir de fait plus significatif.

Le germe dysentérique réside donc dans les selles, et c'est par les selles qu'il se propage, tantôt en venant souiller les milieux qui nous entourent, tantôt en venant se mettre directement en contact avec notre organisme. Dans le premier cas la contagion pourra se faire par l'air, les aliments, l'eau de boisson surtout ; dans le second, le germe pour se reproduire demandera une aptitude particulière de l'organisme humain.

Il semble que ce milieu de culture, que cet organe plus apte que tout autre à se laisser impressionner par le germe dysentérique, est l'extrémité inférieure du canal intestinal.

Les lésions de la dysenterie, en effet, ne sont-elles pas localisées tout particulièrement dans le gros intestin, et cette partie du tube digestif, plus lésée que tout autre organe, ne semble-t-elle pas la demeure de prédilection du virus dysentérique ?

Or les faits relatés plus haut nous forcent d'admettre, comme voie d'introduction du germe dysentérique, l'orifice anal.

Cela peut survenir par suite de l'adhérence au siège du vase ou des latrines, de matières dysentériques desséchées qui viennent souiller directement les parties ayant porté sur ces sièges, ou bien par suite du contact avec le siège, des mains, des vêtements qui iront souiller ultérieurement l'orifice anal.

Knœvenagel (1) qui, en 1882, a consacré un long article au mode de contagion des différentes maladies microbiennes et notamment de la dysenterie, va même plus loin. Il pense que l'air chargé des miasmes infectieux au-dessus des selles peut pénétrer par l'anus immédiatement après la défécation par suite d'une aspiration de cet air, favorisée par l'état de relâchement du sphincter anal et du vide survenu dans l'ampoule rectale après la chute du bol fécal.

____

(1) *Original Mittheilung Schimdt's Jahrbücher*, 1882.

Pour lui, les gens constipés sont prédisposés à ce genre de contagion par suite de leur long séjour sur la chaise. L'air des latrines serait contagieux de cette façon. La contagion par souillure directe de l'anus n'a rien du reste qui puisse nous surprendre. Ne voyons-nous pas dans la science des exemples de cette aptitude spéciale de certains tissus à se laisser contaminer par un poison particulier; l'infection puerpérale ne se communique-t-elle pas par le vagin et rien que par cette voie ?

D'ailleurs l'expérimentation sur les animaux ne nous fait-elle pas voir tous les jours que tel ou tel bouillon de culture exerce une influence plus ou moins marquée sur un organisme donné, selon que le poison a été introduit par telle ou telle voie, voie hypodermique, gastrique, trachéale, ou par injection intra-veineuse, etc... ? Ne nous fait-elle pas voir aussi, non seulement les différences résultant de l'aptitude spéciale de tel on tel organe à se laisser pénétrer et léser par un virus donné, mais encore les différences résultant de la race de l'animal en expérience.

Nous croyons donc que cette infection par l'extrémité inférieure du tube digestif dans la dysenterie est tout à fait hors de doute, et que la muqueuse du gros intestin, exposée à l'extérieur au moment de la défécation, est le milieu de culture le plus favorable de l'agent infectieux dysentérique.

L'analyse des cas intérieurs dans les hôpitaux n'est guère susceptible d'une autre interprétation.

Comme nous l'avons déjà dit, il nous semble impossible qu'on ne voie dans ces faits qu'une simple coïncidence, et qu'on puisse invoquer un autre mécanisme de la production de la dysenterie chez les individus contaminés. On pourrait cependant, en effet, penser à la contagion par les aliments et les boissons ingérés par les malades. Ces aliments étant souillés par des poussières émanées des selles et chargées de germes, on pourrait de même invoquer la contagion par l'air inspiré ; mais qui ne voit dans ces modes de contamination un appel à la production de nombreux cas ?

Or les cas intérieurs de dysenterie sont très rares ; de plus,

comme il nous a été permis de l'observer, ils sont dissé-
minés dans la salle sans ordre ; ce ne sont pas les lits les
plus rapprochés de ceux occupés par les dysentériques qui
ont été pris. Cette rareté, cette dissémination des cas est
bien en faveur d'un mode de contagion qui ressemble plutôt à une inoculation personnelle qu'au résultat d'in-
fluences spécifiques générales venant à régner en même
temps sur un grand nombre d'individus. C'est en multipliant
et en favorisant les occasions de [ce contact que l'encombrement des salles par les dysentériques et toutes les circonstances extérieures invoquées autrefois comme cause de la
production des cas intérieurs dans les hôpitaux, permettent
de comprendre ces cas particuliers de contagion sans avoir
recours pour les expliquer à ces causes d'infection communes
à un grand nombre, pour ne pas dire à toutes, les maladies
infectio-contagieuses.

La rareté des cas intérieurs, l'absence des faits de contagion parmi le personnel affecté aux soins des malades, faits
rapportés par certains anticontagionnistes pour soutenir
leur thèse, viennent donc s'expliquer tout naturellement,
non par l'absence du caractère contagieux, mais par la dif-
ficulté de la contagion.

D'autre part, en regardant comme démontré le rôle infectieux des aliments, et surtout de l'eau de boisson dans la
production de certaines épidémies de dysenterie, il nous
semble que le mode contagieux, sur lequel nous insistons
ici, doit entrer en ligne de compte, surtout dans ces manifes-
tations épidémiques, où des latrines, des tranchées souillées
antérieurement par des déjections dysentériques ont été re-
gardées avec juste raison par les observateurs comme le
point de départ de la propagation de la dysenterie.

Dans la production des cas intérieurs, comme dans l'ap-
parition de certaines épidémies importantes, le rôle de l'aptitude morbide spéciale de l'extrémité inférieure du gros
intestin semble donc devoir être pris en considération, et si
nous avons cru devoir insister sur ce mécanisme particulier
de la contagion dans la dysenterie, c'est que sa compréhen-

sion mène à l'adoption de moyens prophylactiques impor-
tants.

Cette étude peut se résumer dans les conclusions sui-
vantes :

1° La dysenterie se propage par les selles, soit directement, soit indirectement, en souillant le milieu intérieur à
l'homme, l'air, les aliments, l'eau de boisson.

2° La propagation directe de la dysenterie se fait par
l'intermédiaire des vases ou des latrines, ayant reçu antérieurement les déjections alvines spécifiques, des parcelles
de celles-ci venant se mettre en contact avec l'extrémité
inférieure du gros intestin et la région anale. L'aptitude
morbide de cette région est accrue par des troubles anté-
rieurs ou actuels de la fonction à laquelle elle préside : constipation, diarrhées, etc.

3° Ce mode de contagion est justiciable de moyens prophylactiques déterminés, consistant dans l'adoption pour les
malades atteints de dysenterie, de vases spéciaux, de tranchées particulières, dans des mesures de discipline interdi-
sant d'une façon absolue l'usage de ces vases et de ces latrines aux autres malades et aux individus reconnus sains.

4° On aura soin, dans tous les cas, de désinfecter rigou-
reusement les vases et les latrines ayant reçu des déjections
dysentériques.

Il sera même nécessaire dans les salles des hôpitaux de
ne donner aux malades atteints de cette affection contagieuse que des vases contenant déjà une certaine quantité de
liquide antiseptique.

247